MÉMOIRE

SUR LE TRAITEMENT

DE LA CATARACTE,

SANS AUCUNE OPÉRATION CHIRURGICALE,

PAR LE TRAITEMENT

DE M. DROUOT,

Docteur en Médecine de la Faculté de Paris.

Nantes,

Chez l'AUTEUR, rue J.-J. Rousseau, N.º 3;

FOREST, Imp.-Lib., quai de la Fosse;

A PARIS,

Chez Isidore PESRON, Libraire, rue Pavée-Saint-André, N.º 13.

1834.

MÉMOIRE

SUR LE TRAITEMENT

DE LA CATARACTE,

SANS AUCUNE OPÉRATION CHIRURGICALE.

NANTES, IMPRIMERIE DE FOREST.

MÉMOIRE

SUR LE TRAITEMENT

DE LA CATARACTE,

SANS AUCUNE OPÉRATION CHIRURGICALE,

PAR LE TRAITEMENT

DE M. DROUOT,

Docteur en Médecine de la Faculté de Paris.

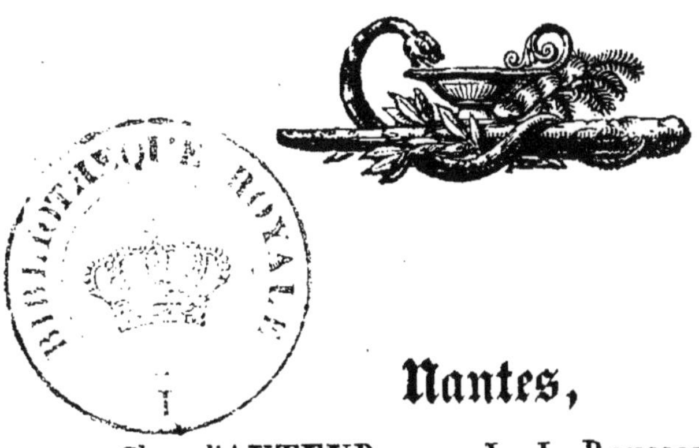

Nantes,

Chez l'AUTEUR, rue J.-J. Rousseau, N.° 3 ;
FOREST, Imp.-Lib., quai de la Fosse ;

A PARIS,

Chez ISIDORE PESRON, Libraire, rue Pavée-Saint-André, N.° 13.

1834.

DE LA CATARACTE.

Ce petit mémoire n'est pas un ouvrage scientifique, je l'ai composé pour les malades et je n'ai qu'un but en le leur communiquant, c'est de leur bien faire comprendre la nécessité de se soumettre entièrement au traitement que je prescris, et à ne pas fatiguer leurs yeux à mesure que les Cataractes se dissolvent, *chose qui semble facile et que je ne puis jamais obtenir.* Le malade est si pressé de jouir de la vue, quand il en a été privé pendant quelque temps, que, sitôt qu'il y voit assez pour se conduire dans sa chambre, il veut aller seul par la ville; s'il a distingué par hasard de grosses lettres sur une enseigne, il s'évertue à lire dans un livre; si la promenade lui est permise, il prend cet exercice indifféremment à toute heure, soit par un soleil ardent, soit lorsque le vent soulève des flots de poussière : il rejette la visière qui protège la faiblesse de sa vue et croit n'avoir plus aucun ménagement à garder sitôt qu'il est parvenu à lire et à écrire.

Souvent il regrette dans son impatience déraisonnable d'accorder à mon traitement le temps que l'opération aurait nécessité, et se plaint, s'il est myope de naissance et parvenu à l'âge de 60 ou 70 ans, de n'y pas voir aussi loin qu'une personne plus jeune et dont les yeux n'ont jamais été le siége d'aucune maladie.

Mon intention, je le répète, est donc en écrivant ce petit traité d'indiquer 1° au malade, quelles espérances il peut concevoir en venant solliciter mes soins ; 2° de détruire les fausses idées qu'il a pu se faire sur la maladie dont il est atteint, et surtout de l'engager à faire ce qu'il faut pour guérir, et ce qu'il faut pour ne pas entraver la marche de la guérison.

Il y a des gens qui s'imaginent qu'après l'opération, si elle réussit, leur vue doit revenir excellente et comme devant. C'est une erreur. Jamais, quand un œil a été opéré, il ne peut faire ses fonctions comme auparavant. Pourquoi ? c'est qu'il y manque quelque chose. Ce quelque chose, c'est le cristallin qui a dû être *enlevé* ou *détruit.* L'œil se trouve donc alors incomplet et privé d'une de ses parties nécessaires à la vision.

On dit que l'opération a réussi lorsque 4 ou 5 mois après, le malade y voit assez pour se conduire et lire avec ou sans lunettes à Cataractes, dont les verres sont destinés à remplacer la partie de l'œil qui n'existe plus. Il arrive même *souvent (une fois sur six environ)* que une ou plusieurs années après que l'opération a été pratiquée, le même individu est affecté de nouveau de Cataractes. Ces Cataractes sont appelées *secondaires.* Parmi les malades que j'ai traités à Nantes, et qui sont dans ce cas, j'ai cité dans mon Prospectus M. Guilbot ancien Maire de la commune de Vertou et demeurant à la Chanellière, opéré par M. Wentzel.

Ce malade avait perdu un œil par l'opération, l'autre était aux trois quarts couvert par des taies et une Cataracte s'y était reformée.

M. Baptiste Gadet, âgé de 15 ans, opéré par M. l'Habitant (ce malade habite la commune de Vieillevigne). M.

Herbert, demeurant à Reculé (Maine-et-Loire), opéré par M. Mirant d'Angers. En général, il est extrêmement rare que douze ou quinze ans après, le malade qui a subi l'opération ne soit pas tout-à-fait aveugle, même si elle a parfaitement réussi. Outre cela, il est encore plus rare que l'opération pratiquée sur des Cataractes secondaires soit suivie de succès; je n'en connais qu'un seul exemple.

Toute personne affectée de Cataractes ne peut donc espérer qu'une chose en se soumettant au traitement dont je suis l'auteur : *c'est d'y voir aussi bien après la guérison qu'elle y voyait avant que les Cataractes commençassent à se former.*

Qu'est-ce que la Cataracte?

La Cataracte n'est pas une peau qui se forme sur les yeux, elle n'est pas non plus une taie, la cataracte est une maladie qui attaque le *cristallin.*

Le cristallin est un corps transparent qui a la forme et le volume d'une lentille, et qui est placé derrière l'ouverture circulaire qu'on aperçoit au centre de l'œil et qu'on a nommé la *pupille.* Pour que la vision s'opère, il faut que les rayons de lumière pénètrent jusqu'au fond de l'œil eu *traversant* le cristallin. Ce corps est destiné à faire le même effet que produisent les verres des lunettes sur la vue des personnes qui s'en servent.

La lumière ne traverse-t-elle pas ces verres pour parvenir à l'œil? Si ces verres se troublent, si on les rend opaques, si on les recouvre d'un corps étranger, celui qui voudra s'en servir ne pourra y voir? Il en est de même du cristallin (excepté qu'il est placé à l'intérieur de l'œil) s'il se trouble, le malade voit un nuage; s'il s'épaissit, le malade voit une espèce de mouche ; s'il est tout-à-fait opaque , la lumière ne pénètre plus au fond de l'œil ; dès-lors , il y a cécité , *le malade est affecté de la Cataracte* (1).

Ce cristallin est enveloppé d'une membrane ou petite peau dont il est cependant séparé par un peu de liquide. Ce *liquide*, cette *peau* , ou le cristallin peuvent être affectés isolément ou tous ensemble , ce qui constitue les variétés de Cataractes appelées *cristallinée , membraneuse , interstitielle et capsulo lenticulaire.* Quant à la couleur, les Cataractes sont blanches, noires, bronzées , nacrées , striées , grisâtres , bleues , etc. Quant à la consistance , elles sont pierreuses , gypseuses , molles , friables , purulentes , sanguinolentes , etc. Il y a une complication de la Cataracte qui en rend surtout la guérison impossible , je veux dire *l'amaurose ou goutte sereine.* Toutes les autres maladies des yeux peuvent coïncider avec la Cataracte et contrindiquer l'opération ; mais ces maladies n'empêchent pas le traitement que je mets en usage de *réussir parfaitement.* J'ai cité Madame Rousseau, n° 9 , Basse-Grande-Rue , à Nantes, que les gens de l'art avaient par diverses fois refusé d'opérer et que j'ai guérie parfaitement de la Cataracte avec complication de catharre oculaire. Madame Jenny , rue de la Poissonnerie , n° 15 , était aussi affectée de la Cataracte avec taies sur la cornée transparente , etc.

Causes de la Cataracte.

La Cataracte est toujours la suite de l'inflammation du cristallin (*selon moi du moins*). Tout ce qui peut déterminer

(1) Quelques confrères bien *intentionnés*, trouveront peut-être que cette description anatomico-physiologique n'a pas été faite le scalpel à la main ; mais je le répète, je n'écris que pour me faire comprendre par les malades.

cette inflammation , l'âge , la fatigue, les coups reçus sur le globe de l'œil, le travail au grand soleil, à une lumière trop vive, certaines professions , quelques maladies, une faiblesse ou prédisposition naturelle, etc., peuvent aussi donner naissance à la Cataracte.

Souvent cette maladie est héréditaire ou congéniale. J'ai opéré, il y a deux ans, à Paris , une jeune fille dont le père avait aussi subi l'opération de la Cataracte quelques années auparavant.

Symptômes de la Cataracte.

Les Cataractes peuvent se former tout-à-coup ou lentement, le terme moyen est d'un an à deux. Un ouvrier à qui je donne des soins à Nantes, a été subitement affecté de la Cataracte à la suite d'un coup qu'il a reçu sur l'œil. Mme Bouillez, n.º 27, Petite-Biesse, a été également affectée de Cataractes à la suite d'un coup de sang ou hémorragie dans l'œil, etc. Voulez-vous savoir si vous êtes menacé de Cataractes ? Voici le premier symptôme :

Il semble que les objets, surtout ceux de couleur blanche, sont entourés d'un nuage léger ou de fumée ; si vous apercevez de petits points noirs, des fils, de petits globes, des toiles d'araignées, des flocons de neige ; si c'est une mouche que vous voyez sans cesse, si cette mouche grossit et occupe toujours la même place... Vous avez la Cataracte. Souvent un œil est affecté et l'autre est sain , il est facile de s'assurer lequel est malade en les éprouvant alternativement l'un après l'autre. Si les Cataractes se forment sur les deux yeux à la fois, les mouches grossissent , le malade

ne peut plus distinguer les couleurs, ni marcher sans guide.
Les Cataractes sont *mûres;* elles sont *complètes.*

Savez-vous pourquoi au début de la Cataracte c'est un
nuage que le malade aperçoit d'abord, ou que ce sont de
petits globes qu'il voit tomber de temps en temps? C'est
que c'est le liquide que nous avons dit être contenu entre
le cristallin et sa membrane qui se trouble le premier (*selon
moi du moins*); la mouche, quand elle est fixe, est un signe
de l'épaississement du cristallin même. Souvent, le malade
en voit plusieurs, souvent c'est la même qui grossit davantage de jour en jour.

Autre symptôme : en fixant la flamme d'une chandelle,
elle paraît entourée d'un cercle ou auréole qui augmente
ou diminue *d'éclat* à mesure que le malade s'en éloigne.
Lorsque la cécité est complète, il ne distingue plus d'auréole, mais il paraît connaître encore, jusqu'à un certain
point, la présence d'une *lumière.* Enfin, le dernier
symptôme, et celui qui ne laisse plus aucun doute, c'est
que la Cataracte devient visible et se présente au centre
de la pupille plus ou moins apparente, à mesure qu'elle
grossit davantage.

Traitement de la Cataracte.

De tous temps, les médecins, rebutés par le peu de
succès qu'ils obtenaient en soumettant les malades à l'opération (c'est une pauvre femme qui, la première, a
pratiqué cette opération avec son aiguille), ont cherché à
guérir cette affection par des topiques ou des médicamens
internes. Quelques essais faits sur des Cataractes commen-
çantes ont réussi quelquefois; les mêmes moyens ont aussi

échoué souvent. Il n'est pas de substance médicinale, il n'est pas de moyens qu'on n'ait essayé tour-à-tour, et tous ensemble, l'électricité, le galvanisme, le magnétisme, les substances les plus inoffensives, les poisons les plus violens, et jusqu'aux 1500 globules de la doctrine homœopathique, tout a été mis en usage. Un médecin de Paris, Mr Gondret, a cité quelques personnes qu'il a guéries au moyen d'emplâtres vésicatoires appliqués au sommet de la tête ; mais ce traitement cause de si vives douleurs, que quelques malades en ont perdu la raison. D'ailleurs, ce traitement est très-infidèle et n'a réussi que deux ou trois fois complètement. Un autre médecin, Mr Delattier, est parvenu à guérir presque toutes les Cataractes à leur début : c'est déjà un grand service rendu à l'humanité. Cependant ce médecin avoue, dans son prospectus, qu'il est certaines Cataractes rebelles à son traitement (voyez page 8 du mémoire qu'il a publié sur le traitement de la Cataracte sans opération), et qu'il a traité même des malades sans succès pendant deux années de suite (*faute, soit dit en passant, qu'il attribue, non pas à l'inefficacité des moyens qu'il emploie, mais à certaines dispositions particulières aux individus*). Il y a de l'un et de l'autre. Il résulte en outre de son ouvrage qui contient 38 observations, que toutes les fois que les Cataractes sont *complètes* et le malade *aveugle,* il ne le peut guérir.

Je vous prie de remarquer que ce n'est pas pour contester le mérite de ce médecin, dont j'estime le talent, que je fais ces observations, c'est seulement pour établir la supériorité de la méthode que j'emploie, car j'ai guéri des personnes qui s'étaient confiées à ses soins, et dont la position ne s'était nullement améliorée entre ses mains. Mr Courant, entr'autres, n° 17, sur les Boulevards, à

Nantes , a été soumis , sans aucun succès , pendant 51 jours , aux remèdes de Mr Delattier. *On voit que toutes les fois que j'avance une chose , j'ai soin de l'appuyer par des faits.* On sait aussi que parmi les malades que j'ai guéris , plusieurs étaient tout-à-fait aveugles et depuis long-temps , ce qui prouve que je réussis non-seulement dans les cas de Cataractes au début , mais même dans les cas de Cataractes complètes que Mr Delattier avoue résister aux moyens qu'il emploie.

De l'Opération.

Il y a deux manières de pratiquer l'opération de la Cataracte :

1° Ouvrir les yeux et l'extraire , ou percer l'œil au moyen d'une aiguille faite exprès, et broyer ou enfoncer les Cataractes au fond de l'orbite.

Ces deux méthodes ont leurs partisans ; on les appelle *extraction* ou *abaissement*. Je crois que l'abaissement offre un peu plus d'avantage , bien qu'elle expose plus les malades à ce que les Cataractes se renouvellent : les dangers sont à-peu-près les mêmes par l'un ou l'autre moyen , et soit qu'on extraie la Cataracte , soit qu'on la broie ou qu'on la déplace , ces opérations ne peuvent se faire sans qu'on *trouble* et *déchire* les humeurs et autres membranes de l'œil. Voici la raison pourquoi la vue ne peut pas être aussi bonne qu'auparavant , et pourquoi les malades la perdent deux ou plusieurs mois , surtout *après* l'opération.

On n'est jamais certain, et il est impossible de prédire si telle opération doit ou non réussir. L'opération la mieux faite peut échouer sans qu'il y ait faute de la part du malade ; les accidens qui la suivent peuvent la rendre nulle sans qu'il y ait faute de la part du médecin , et indépendamment des soins et des précautions qu'il aura pris. L'extraction expose à perdre l'œil ; l'abaissement expose à déchirer toutes les membranes, surtout s'il y a adhérence ; il arrive alors souvent , lorsqu'on lève l'appareil , qu'on ne trouve plus qu'un moignon informe à la place de l'œil. En général , les chances de succès sont en raison inverse des douleurs qu'a éprouvées le malade. Ce n'est pas quand on a levé l'appareil, qu'on peut dire : l'opération a réussi , le malade voit ; il faut encore attendre quelques mois pour savoir si la vue doit se maintenir ou se perdre. On ne doit opérer les Cataractes *que quand elles sont mûres toutes deux et le malade tout-à-fait aveugle. On ne doit jamais opérer les deux yeux à la fois , ni opérer un œil quand le malade y voit assez de l'autre pour se conduire , car l'opération peut faire perdre l'œil malade et celui qui est encore bon.* Il n'y a qu'un médecin ignorant et cupide qui ne se conforme pas à ces règles ; il devrait être dans ce cas , passible de *dommages et intérêts.* Il y a encore certains cas où un médecin instruit peut prédire la non-réussite de l'opération ; en voici un , *qu'aucun auteur n'a mentionné :* c'est lorsque le malade accuse y voir moins qu'il ne doit le faire , à en juger par le développement de la Cataracte et la contractilité de la pupille. En général, sur **50** opérés , **25** recouvrent la vue à la levée de l'appareil ; mais de ces **25** , la moitié environ la perd quelques mois après, ou est reprise de Cataractes secondaires , et l'autre quart finit par y voir assez bien pour se conduire et lire au moyen de lunettes à Cataractes. Sur **27** malades opérés à l'Hôtel-Dieu par Mr Dupuytren , par la méthode de l'abaissement , **16** ont réussi , et les malades sont sortis de l'hôpital , y voyant assez pour se conduire. Sur 59 personnes opérées à l'Hôpital de la Charité, dans la même année, par M^r le professeur Roux , qui a adopté la méthode par extraction , on a compté trente et un *succès ,* sept Cataractes secondaires et 19 *insuccès.* Qui pourrait cependant douter de la dextérité et des talens de ces chirurgiens ! (Voyez la thèse publiée par Mr Guiramand).

La *Cataracte, dit* M. le Baron Boyer, page 504 du traité des maladies chirurgicales, *est toujours une affection sérieuse ; si le malade refuse de se soumettre à l'opération, il reste pour toujours aveugle , s'il y consent , il peut à la vérité recouvrer la vue , mais il peut n'éprouver qu'une amélioration momentanée ou n'en éprouver aucune.* Trois choses restent donc évidemment démontrées, et par ce que je viens de rapporter et par le témoignage des auteurs que j'ai cités : la première, c'est que l'opération réussit *rarement ;* la deuxième, c'est que les Cataractes peuvent *se réformer* et nécessiter une seconde et même une troisième opération ; la troisième, c'est que le résultat en est *toujours douteux ,* et qu'on n'obtient le bienfait de la vue que pour quelques mois ou quelques années.

Supériorité du Traitement dont je suis l'auteur.

La seule condition que j'exige du malade, c'est qu'il ne se serve pas de ses yeux, du moins, qu'il exerce sa vue le moins qu'il est possible. Puis, au moyen de légères frictions sur le front et les tempes, les Cataractes se divisent d'abord en plusieurs fragmens (ce qui fait qu'au lieu d'apercevoir une grosse mouche , il en voit plusieurs petites), et la vue se découvre de plus en plus jusqu'à ce que ses yeux reviennent enfin au même état où ils étaient *avant* le développement de la Cataracte. Ce traitement *ne cause pas la moindre douleur.* Je ne fais jamais usage ni du *seton*, ni du *vésicatoire*, ni des *mouches*, ni d'aucun remède *dangereux* ou *violent*, l'expérience m'a appris qu'ils ne servent à rien.

Je joins à ce traitement tout ce qui est nécessaire pour maintenir le malade en bonne santé, ou combattre les prédispositions qu'il pourrait avoir à certaines maladies. Tenir les yeux couverts et manger peu, voilà les deux conditions que j'impose ; que si le malade ne veut pas tenir les yeux couverts, il s'aperçoit moins des progrès que fait la guérison et la vue reprend moins de force parce qu'il la fatigue davantage. Que si la Cataracte vient à se fondre et que le malade n'y voit pas mieux, c'est la faute, non du traitement, puisque la Cataracte se dissipe, mais du mauvais état des yeux qui se trouvent affectés d'une amaurose ou goutte sereine ; ce cas arrive une fois sur quarante à peu près.

Je suppose que ce malade se fût fait opérer, y aurait-il mieux vu ? hors ce cas qui est très-rare, et que je puis prévoir, si les Cataractes ne sont pas complètes depuis plusieurs années, le traitement que je mets en usage *réussit parfaitement.* J'ai cité dans la ville de Nantes trente sept malades dont j'ai donné et le nom et l'adresse dans les divers prospectus que j'ai publiés, les uns étaient tout-à-fait aveugles, d'autres avaient été opérés quelques années auparavant, d'autres étaient affectés de Cataractes avec complications diverses ; chez tous ces malades, j'ai réussi à opérer la résolution des Cataractes, il n'y en a pas un seul auprès duquel mon traitement ait échoué. Je suppose que tous ces malades eussent été soumis à l'opération, combien y en aurait-il de guéris ? On me reproche de ne pas guérir aussi vîte les Cataractes qui existent depuis 15 ou 20 ans que celles qui ne sont complètes que depuis peu de mois , c'est comme si on reprochait à la lithotritie de ne pas broyer tout espèce de silex, ne suffit-il pas que je dise au malade : *vous êtes atteint de la Cataracte et je vous guérirai ! faut-il encore que je guérisse ceux chez lesquels la nature ne laisse aucune ressource. Ce que je sais , c'est que jamais un malade que je n'aurai pas guéri ne guérira par l'opération , et que je prouverai que ce médecin aura fait acte d'ignorance qui aura opéré de semblables Cataractes.*

On a tort de croire que j'attache une grande importance à la découverte que j'ai faite ; si je lui donne de la publicité ce n'est pas que j'espère la faire adopter, je ne me sens pas le courage ni la volonté d'avoir de l'ambition ; mais enfin je la crois utile et je le dis ; je la crois supérieure à l'opération et je le prouve par les faits, en guérissant les aveugles, avant de publier un *gros* et *savant* livre sur ce sujet. C'est le contraire de ce qu'on fait ordinairement. Ce mémoire même que je termine est une preuve que je tiens plus à mériter l'estime et la confiance des malades, que les éloges des sociétés savantes et des corps académiques pour lesquels je me sens pénétré de respect, bien que je n'aie jamais fait partie d'aucune association. Je croirais cependant manquer à la justice si je ne déclarais que *sauf deux ou trois exceptions,* je n'ai eu qu'à me louer des rapports indirects que j'ai pu avoir avec les médecins de la ville de Nantes.

FIN.

www.ingramcontent.com/pod-product-compliance
Ingram Content Group UK Ltd.
Pitfield, Milton Keynes, MK11 3LW, UK
UKHW021051120726
13693UKWH00006B/2560